DE L'INFLUENCE

DE

LA GROSSESSE

SUR LE

DÉVELOPPEMENT ET L'ÉVOLUTION

DES ABCÈS DU SEIN

Par G. FRANQUET

DOCTEUR EN MÉDECINE

PARIS

IMPRIMERIE DE V. GOUPY ET JOURDAN

71, RUE DE RENNES, 71.

1880

DE L'INFLUENCE

DE

LA GROSSESSE

SUR LE

DÉVELOPPEMENT ET L'ÉVOLUTION

DES ABCÈS DU SEIN

Par G. FRANQUET

DOCTEUR EN MÉDECINE

PARIS

IMPRIMERIE DE V. GOUPY ET JOURDAN

71, RUE DE RENNES, 71.

1880

A MON PÈRE, LE Dr FRANQUET

ET A MA MÈRE

Affection et Reconnaissance

A MES SŒURS

A MES PARENTS

A MES AMIS

A MON MAITRE ET PRÉSIDENT DE THÈSE

M. LE PROFESSEUR PETER

———

A MES MAITRES DANS LES HOPITAUX

MM. GOSSELIN, HÉRARD, ALPH. GUÉRIN,
FERNET, LEDENTU,
CADET DE GASSICOURT, LANNELONGUE,
DELENS.

———

A M. MARCHAND

Professeur agrégé de la Faculté de Médecine de Paris
Chirurgien des hôpitaux.

INTRODUCTION

En 1877, M. le professeur Verneuil (1) écrivait pour le congrès international médical de Genève un rapport intitulé : « De l'influence réciproque de la grossesse et des traumatismes. »

Dans cette œuvre magistrale, l'auteur aborde une des questions de la médecine contemporaine, question de pathologie générale qui traite des rapports possibles entre deux états morbides coexistant dans un même organisme, ou de l'influence « unilatérale » ou réciproque qu'exercent l'une sur l'autre deux maladies indépendantes de nature, mais que le hasard a réunies sur un même sujet.

« Il faut aussi songer », dit M. Verneuil, « qu'en dehors des maladies, des affections, des lésions proprement dites, patentes, avérées, traduites par des signes non équivoques, existent fréquemment dans un organisme qui fonctionne bien en apparence, des lieux de moindre résistance, des tares profondes et méconnues, des prédispositions ignorées, des diathèses latentes et enfin certains états temporaires : menstruation, lactation, puberté, ménopause, grossesse, etc., états qui, sans altérer assez profondément la santé pour rentrer dans le cadre nosologique, la modifient néanmoins à ce point, que pendant leur

1. Verneuil. Revue mensuelle, 1877. Traumatisme et grossesse.

durée la réceptivité morbide est incontestablement accrue. »

Cette influence pathogénique spéciale de la grossesse, de cet état temporaire extraphysiologique, comme on a dit, nous avons cru en trouver une preuve frappante dans l'observation d'une femme enceinte qui, au mois d'avril dernier, entra à la Pitié pour un abcès du sein, et fut soignée dans le service de notre maître, M. le professeur Peter. Cet exemple nous a paru assez intéressant pour en faire le sujet de notre thèse inaugurale, et ce travail nous a séduit d'autant plus, qu'il nous permettait de mettre à profit les idées que nous enseigne M. Peter sur l'état constitutionnel de la grossesse, et celles que nous tenons de M. Verneuil dans ses leçons orales de la Pitié. Avec de telles ressources, notre tâche était simplifiée. Malheureusement, disons-le tout de suite, nous n'avons pu, malgré des recherches multipliées, réunir plus de deux observations analogues; fallait-il à cause de cette pénurie, abandandonner un fait intéressant ? Nous ne l'avons pas pensé et nous nous sommes rappelé le précepte de M. le professeur Verneuil : « Il n'est point nécessaire pour concourir à l'œuvre de rassembler personnellement beaucoup de cas ; toutes les unités peuvent servir à la condition qu'aucune ne soit perdue. »

Nous chercherons donc à démontrer par les faits l'influence particulière que semble exercer l'état gravidique sur le développement et l'évolution des abcès du sein ; nous étudierons le mécanisme de cette influence, et nous tâcherons, en procédant par analogie, d'en déterminer les causes.

Avant d'entrer en matière, nous dirons que l'idée de ce travail nous a été suggérée par M. le docteur Henri Barth qui, une fois de plus, a bien voulu mettre à contribution pour nous son amitié et ses conseils. Nous tenons à lui en exprimer ici toute notre reconnaissance.

Pour des raisons semblables nous remercierons tout particulièrement nos amis MM. H. Richardière et H. Chaput.

DIVISION DU SUJET

Notre travail comprendra trois parties :

Dans la première, nous donnerons un aperçu historique de la question, et nous résumerons les notions, malheureusement très succinctes, que nous ont fournies les divers auteurs.

Notre seconde partie sera consacrée à l'étiologie et à la pathogénie des abcès du sein survenus dans le cours de la grossesse.

Dans la troisième partie, nous relaterons en détail deux observations suivies de réflexions ; nous ajouterons quelques mots sur le traitement.

Enfin nous exposerons, sous la forme de conclusions brèves, les résultats de notre étude.

HISTORIQUE

Si nous nous reportons aux différents auteurs qui ont écrit sur les maladies du sein et en particulier sur les abcès mammaires, nous voyons que plusieurs ont entrevu l'influence nocive que pouvait avoir la grossesse sur la marche de ces abcès ; pourtant, ce point de pathogénie n'est nullement discuté.

Il faut ajouter que la plupart font à peine mention de ces abcès gravidiques, rares à la vérité. Tous, au contraire, s'appesantissent longuement sur l'étude et la description des abcès postpuerpéraux, abcès infiniment plus fréquents.

Dans ses œuvres chirurgicales, traduites par MM. Chassaignac et Richelot, Astley Cooper (1) accorde un long chapitre aux lésions inflammatoires du sein, mais il s'arrête surtout à la question du traitement, et s'étend en considérations sur la conduite que, suivant les cas, le chirurgien doit tenir.

Velpeau (2), dans la belle description qu'il nous donne de l'adénite mammaire chez la femme enceinte, insiste sur la marche lente que revêt cette affection. L'inflammation, dit-il, « susceptible de passer d'un lobule, d'une cloison, d'une bride à plusieurs autres, se prolonge quelquefois un mois ou deux et même davantage. Un des points primitivement enflammés

1. Ast. Cooper. Œuvres chirurgicales traduites par MM. Chassaignac et Richelot.

2. Velpeau. Traité des maladies du sein.

est à peine transformé en abcès, qu'une autre bosse-
lure se montre dans le voisinage. Aussi est-il impos-
ble de préciser d'abord quelle sera la durée d'une
pareille maladie. »

Jusqu'ici la disposition anatomique paraît seule
être en cause ; mais l'hésitation disparaît si nous li-
sons la phrase suivante que nous trouvons dans l'observation XIX, où il est question d'abcès multiples
du sein droit pendant la grossesse chez une primipare. « Un abcès est reconnu, dit Velpeau (1), on l'incise, et, en pressant le sein en divers sens, on voit
que plusieurs foyers, communiquant entre eux, existent dans la glande. Il est dès lors prévu que la maladie sera longue et que, *peut-être entretenue par
l'état de grossesse*, elle se prolongera jusqu'à l'accouchement. »

Nous n'avons qu'un regret, c'est que Velpeau,
qui nous laisse de l'étiologie et de la pathogénie des
abcès du sein des détails si complets, ne se soit pas
expliqué davantage sur l'influence fâcheuse qu'il re-
connaissait à la grossesse.

Nélaton (2), pour faire comprendre l'évolution
spontanée et lente des abcès de la glande mammaire
chez la femme en état de gestation, admet l'influence
d'une prédisposition générale, mais sans donner de
détails précis. Le point qui l'intéresse surtout dans
la question, c'est la pathogénie des abcès de la mamelle en général. Son opinion est que les abcès du
sein (en dehors de ceux qui reconnaissent pour causes l'engorgement laiteux ou l'influence d'une pré-

1. Velpeau. Clinique chirurgicale, t. II.
2. Nélaton. Traité de pathologie externe.

disposition générale indéterminée) sont presque toujours le résultat d'une lymphangite.

Ses élèves, et en particulier A. Richard, soutien-
nent la même théorie.

M. S. Duplay (1), dans le chapitre qu'il consacre
aux affections de la mamelle, traite longuement la
question de pathogénie des abcès du sein, mais surtout pour battre en brèche la théorie de Nélaton à laquelle il fait les deux objections suivantes : « 1° Comment admettre que presque tous les abcès du sein se
développent à la suite de lymphangite, alors qu'il
est presque de règle que les ganglions de l'aisselle
restent indemnes dans le phlegmon glanduleux de la
mamelle ; 2° d'après cette opinion, l'inflammation qui
marche de la périphérie au centre se propagerait en
sens inverse du cours de la lymphe, ce qui est absolument contraire à la marche habituelle des lymphangites. »

Dans les cas relativement peu nombreux où le
point de départ paraît faire défaut, « il semble, dit
M. S. Duplay, encore plus logique d'admettre que la
glande congestionnée puisse, sous l'influence de
causes générales ou locales, franchir les bornes de
l'état physiologique. »

Voici ce que dit M. A. Després dans son traité de chirurgie journalière de l'Hôpital Cochin, relativement
aux abcès consécutifs aux adénites mammaires : « Les
abcès du sein, suite d'engorgement de la glande chez
les femmes enceintes, reconnaissent pour causes :
une hyperhémie d'une portion de la glande pendant

1. Follin et Duplay. — Traité de pathologie externe, t. V.
2. A. Després. Chirurgie journalière de l'hôpital Cochin.

la formation du lait et un refroidissement. C'est généralement dans les derniers mois de la grossesse
que ces abcès surviennent, et ils présentent ce caractère particulier que la marche de l'inflammation y
est relativement très lente, *le mal semble y être chronique d'emblée.* Il y a toutefois des exceptions pour
les cas où l'abcès du sein est consécutif à une contusion du sein : dans ces conditions l'abcès marche
plus vite. »

Ici encore l'interprétation ne peut être douteuse ;
l'idée de l'influence d'une cause générale paraît bien
être renfermée dans les termes de la description.

Enfin nous consultons les accoucheurs et les gy-
nécologistes. La plupart, à l'exception toutefois
d'A. Petit qui émet presque comme un aphorisme la
proposition suivante : « Si la grossesse expose les
femmes à quelques accidents, elle leur épargne en
récompense un grand nombre de maladies fort graves, enraye la marche de certaines autres, et parfois
même guérit celles dont elles étaient affectées ; » la
plupart, disons-nous, admettent que la gestation
peut devenir la cause de nombreux états pathologi-
ques, qu'elle aggrave le plus grand nombre de ceux
qui surviennent pendant sa durée et qu'elle ne pré-
serve d'aucune maladie.

Pour terminer, nous citons M. Gillette (1) qui,
dans la séance du 9 novembre 1875, présente à la
société de médecine de Paris un travail sur les abcès
mammaires qu'il a eu l'occasion d'observer dans les
hôpitaux de Paris. Tous appartenaient à la grande

____

1. Gillette. Annales de gynécologie. (An. 1875.)

classe des abcès chauds et étaient postpuerpéraux. Cependant, ajoute l'auteur, deux fois ils se sont manifestés pendant le cours de la grossesse, ce qui est relativement assez rare car les auteurs n'en font guère mention. M. Gillette, dans son travail, se place surtout au point de vue de la thérapeutique des abcès du sein et des moyens prophylactiques qui peuvent être mis en usage.

Si maintenant nous consultons la table des thèses de la faculté de médecine de Paris, depuis l'année 1847 jusqu'à l'année 1879 inclusivement, nous voyons que douze thèses ont été faites sur les abcès du sein. Nous en citerons deux : celle de M. le Dr Laborie (1), année 1855, où nous trouvons au chapitre d'étiolologie la phrase suivante : « les modifications que les mamelles subissent sous l'influence de la grossesse les exposent à des phlegmasies aiguës; » et celle de M. le Dr Bories (2) faite en 1858.

Dans un chapitre d'étiologie assez complet M. Bories s'exprime ainsi : « A côté de l'allaitement, nous plaçons une autre cause qui la touche de très près, mais dont l'influence s'exerce beaucoup plus rarement, nous voulons parler de la grossesse. Le surcroît d'activité fonctionnelle que subit alors la glande mammaire suffit pour expliquer cette tendance fâcheuse aux abcès. »

Faisant allusion plus loin à la marche lente de ces abcès, l'auteur ajoute : « Si, en dehors de l'état puerpéral, un abcès parcourt assez rapidement ses pério-

1. Dr Laborie. Thèse de Paris. (An. 1855.)
2. Dr Bories. Thèse de Paris. (An. 1858.)

des, il n'en est malheureusement pas de même quand l'affection a débuté pendant la grossesse. Ici, en effet, l'afflux physiologique des liquides qui donne probablement lieu à la phlegmasie continue sans cesse son action. Aussi les soins les mieux dirigés sont-ils souvent impuissants à guérir la suppuration qui semble intarissable; pour que la maladie ait sa fin, il faut presque toujours que l'accouchement ait lieu. »

ÉTIOLOGIE ET PATHOGÉNIE

Avant de rechercher l'étiologie des abcès du sein qui surviennent pendant la grossesse, nous croyons nécessaire d'examiner :

1° Quelles sont les conditions pathogéniques qui président à la formation des abcès du sein survenus en dehors de la gestation ; de rechercher en second lieu, si cette pathogénie peut être invoquée dans les cas qui font le sujet de notre thèse.

Ces deux points étant discutés, nous verrons si la grossesse a le pouvoir comme cause générale et, eu égard aux modifications profondes qu'elle imprime à tout l'organisme, de déterminer par elle-même l'évolution d'abcès du sein et de leur imprimer un caractère spécial de chronicité.

Les abcès du sein, en général, peuvent être divisés au point de vue étiologique, en abcès traumatiques et en abcès non traumatiques.

Nous ne parlons que pour mémoire des abcès traumatiques de la mamelle, car, dans nos observations, le traumatisme ne peut être mis en cause.

Les abcès non traumatiques peuvent naître sous l'influence de causes générales et de causes locales.

Pour les causes locales, trois doctrines sont admises.

1° *Causes locales.* — La première, qui appartient surtout à Velpeau (1), est celle de l'engorgement laiteux ; elle reconnaît pour cause l'accumulation du lait dans l'intérieur des conduits galactophores. Le lait retenu dans ces conduits se modifierait et se séparerait en deux parties, dont l'une liquide, pourrait être résorbée, et l'autre, solide, constituerait une sorte de caillot oblitérateur en arrière duquel les conduits seraient distendus par une sécrétion incessante. « Tant que cette distension n'agit que mécaniquement, dit Velpeau, il n'y a qu'engorgement ; mais, ainsi distendus, les conduits peuvent perdre patience, alors l'irritation gagne la glande et prend le caractère de l'inflammation parenchymateuse. »

La deuxième est la doctrine de la lymphangite, inspirée sans doute par les beaux travaux de M. Sappey sur les lymphatiques de la mamelle ; elle est présentée par Nélaton et soutenue par ses élèves.

Suivant cette doctrine, l'abcès se développe à la suite d'une inflammation qui, partie d'une érosion

1. Velpeau. Traité des maladies du sein.

du mamelon ou de l'aréole, gagnerait le plexus sous-aréolaire pour se transmettre aux nombreux vaisseaux lymphatiques qui viennent s'y rendre après avoir pris naissance autour des lobules de la glande. L'inflammation suivrait ainsi une voie récurrente.

La troisième, enfin, est celle de l'inflammation propagée : l'inflammation parenchymateuse de la mamelle se développerait suivant le même mécanisme que la plupart des inflammations glandulaires et succéderait à la propagation de la phlegmasie partie du mamelon et de l'aréole et transmise aux conduits galactophores, aux lobules, et de là, au tissu cellulaire péri-lobulaire.

Cette doctrine est celle que M. Duplay admet la plus volontiers.

2° *Causes générales.* — Comme cause générale, nous avons l'état constitutionnel des nouvelles accouchées qu'on nomme communément état puerpéral. Cet état est-il capable de produire de toutes pièces des suppurations de la mamelle ? Nous ne le croyons pas, car dans l'immense majorité des cas, pour ne pas dire toujours, et M. Duplay est de cet avis, les abcès du sein des nouvelles accouchées, coïncident avec des gerçures du mamelon, et inversement les gerçures du mamelon sont très souvent accompagnées d'abcès du sein.

On est donc presque obligé de conclure qu'il y a un rapport de cause à effet entre les gerçures du mamelon d'une part, et les abcès de la mamelle de l'autre, quel que soit d'ailleurs le mécanisme que l'on admette : lymphangite ou inflammation propagée, etc.

En résumé, l'état puerpéral des nouvelles accouchées paraît avoir une influence réelle sur la production des abcès du sein, mais il semble que cette influence n'agisse qu'à titre de cause prédisposante.

Passons maintenant aux abcès du sein survenus dans le cours de la grossesse en dehors de tout traumatisme, et recherchons à quel mécanisme on peut les rattacher ; pour cela reprenons les causes énoncées plus haut.

L'engorgement laiteux ne nous arrête pas, pour cette raison bien simple que le lait n'existe pas encore à cette époque. Nous ne discutons pas davantage le mécanisme de l'inflammation propagée, car, dans les observations que nous exposerons plus loin en détail, il n'a pas été possible, après un examen très sérieusement fait, de découvrir la moindre érosion, la moindre gerçure du mamelon.

Reste donc la question de lymphangite. Ici la discussion est possible. On peut admettre, en effet, que le point de départ de l'inflammation se soit trouvé dans une lésion du mamelon, lésion qui a pu passer inaperçue malgré un examen attentif.

La rougeur du début relatée dans l'observation n° 1, rougeur diffuse, rappelant assez bien celle de la lymphangite en nappe, plaide également en faveur de cette doctrine. Mais cette rougeur, nous ne savons pas si réellement elle est apparue dans les premières heures de la phlegmasie, ou si elle n'est survenue que consécutivement à la formation de l'abcès. D'ailleurs ce renseignement nous vient de la malade. Or, on sait qu'il faut toujours se défier de ces renseignements souvent inexacts. D'autre part, on n'a pu découvrir aucune lésion du mamelon ou de l'aréole, et certes l'examen a été soigneusement fait; nous pouvons ajouter que les ganglions axillaires sont restés indemnes, nous savons cependant combien il est rare de rencontrer des lymphangites sans retentissement du côté des ganglions.

En l'absence de ces différentes causes locales, nous nous demandons s'il n'est pas possible de rattacher l'évolution des abcès dont nous parlons à l'état constitutionnel créé par la grossesse. Autrement dit : si la leucocytose physiologique de la grossesse d'une part, agissant comme cause générale et déterminant, une fois l'abcès produit, la chronicité par formation incessante de globules blancs ; si d'autre part, l'hyperhémie physiologique de la mamelle pendant la gestation, agissant comme cause locale ; ne sont pas capables de déterminer par leur union le développement et l'évolution d'abcès du sein en dehors de toute influence extérieure.

Pour discuter ce point, nous devons rechercher et examiner les modifications qui sont imprimées pendant la grossesse à tout l'organisme.

Ici nous citons textuellement les paroles de M. Verneuil sur le gravidisme : « S'il est impossible d'en faire un état morbide proprement dit, il faut au moins le considérer comme un état constitutionnel particulier, une phase de la vie, exceptionnelle et temporaire comme la puberté, la ménopause, pendant laquelle, fluides et solides organiques acquièrent des caractè-

---

1. Verneuil. (Revue mensuelle, an. 1877,) Traumatisme et grossesse.

res et des propriétés d'un ordre spécial. Localisé à son début, le processus gravidique s'étend bientôt à l'économie tout entière, modifiant le système musculaire et la circulation, les sécrétions et leurs agents, la composition du sang et la nutrition; fréquemment aussi portant le désordre dans le système nerveux, surtout dans le district du grand sympathique, »

De toutes les modifications qui atteignent l'organisme (liquides et solides), celles du liquide sanguin sont sans contredit les plus importantes. Nous les étudierons en nous servant des résultats donnés par les analyses. Ces modifications portent:

1° *Sur la quantité du sang.* MM. Tarnier et Chantreuil font remarquer que l'augmentation est constante; ils (1) appuient leur affirmation, d'une part, sur le développement énorme des sinus utérins et, d'autre part, sur l'état de distension exagérée des vaisseaux artériels, veineux et capillaires dans les divers tissus.

M. le professeur Peter (2), dans ses cliniques, insiste longuement sur ces faits; nous donnons ses conclusions: « 1° La masse totale du sang de la femme enceinte a augmenté, et cela par le fait même de la grossesse; 2° Il y a pléthore par quantité, pléthore lymphatique, disent les uns, pléthore séreuse, disent les autres, mais pléthore ou mieux congestion. »

2° *Sur sa qualité.* Les magnifiques travaux d'Andral et Gavarret, de Becquerel et Rodier, de M. le pro-

1. Tarnier et Chantreuil, Traité de l'art des accouchements. Paris, 1878.
2. Peter. Clinique.

fesseur Regnauld nous font connaître la constitution chimique du sang pendant la grossesse.

Les analyses de Becquerel et Rodier ont montré que l'augmentation dans la quantité d'eau est un fait constant, par suite le sang, pour un même volume, est moins riche en éléments constituants. Ainsi, tandis que pour 1000 parties de sang on trouve à l'état normal 791,1 d'eau chez la femme grosse, cette proportion est de 801,6. D'après M. Regnauld, la moyenne au début de la grossesse serait de 816,01, et dans les derniers mois de 817,70. Les mêmes auteurs ont apprécié la quantité des globules chez la femme grosse par la méthode des pesées. Selon Andral et Gavarret, 1000 part. de sang chez la femme donnent 127 globules secs ; jamais ce chiffre n'est atteint chez la femme enceinte. Cette diminution est surtout considérable à la fin de la grossesse où l'on trouve une moyenne de 98 globules donnée par M. Regnauld sur sept analyses faites chez des femmes enceintes de 9 mois.

M. Grancher, qui s'est occupé de la numération des globules du sang au moyen du microscope, nous donne les résultats suivants : tandis que normalement le nombre des globules rouges est de 5 à 6 millions par millimètre cube et celui des globules blancs de 3 à 9000, chez la femme grosse il serait de 2,500,000 à 4,000,000 par millimètre cube pour les globules rouges et de 4 à 10,000 pour les globules blancs. C'est à cette augmentation de globules blancs

1. Andral, Gavarret, Becquerel, Rodier, Regnault. Thèse de Raymond pour le concours d'agrégation. Paris, 1880.

que M. Peter donne le nom de leucocythose physiologique.

La quantité d'albumine diminue. Les analyses de M. Regnauld donnent une moyenne de 67,4 pour 100 dans les derniers mois de la grossesse, alors qu'à l'état normal elle est de 70.

Par contre, la fibrine augmente plus on se rapproche de l'accouchement. Au lieu de 3 pour 1000, chiffre qu'on trouve dans le sang de la femme non enceinte, MM. Andral et Gavarret ont trouvé 4, 8 pour 1000 de fibrine. Cet excès de fibrine donne facilement l'explication de la couenne blanche que l'on rencontre dans le sang de la saignée chez la femme enceinte.

Enfin d'après Becquerel et Rodier les sels du sérum sont notablement diminués.

En résumé donc, nous voyons qu'il y a augmentation de la masse totale du sang chez la femme enceinte, qu'il existe « une pléthore blanche » pour nous servir de l'expression imagée de M. Peter.

Par suite, il est facile de comprendre toutes les modifications qui surviendront de côté des sécrétions, des tissus et de tous les éléments anatomiques. Par une simple déviation de ce fait physiologique, plus grande masse de liquide, sang et lymphe, en circulation, dit M. Peter, « des accidents redoutables peuvent surgir vers le poumon, le foie, les reins, etc. »

A propos des modifications de nutrition et de circulation que subissent certains organes sous l'influence de la grossesse, M. Ollivier (1), dans un tra-

1. Ollivier. Archives de médecine, 1873.

vail publié dans les archives de médecine, dit de
certaines d'entre elles : « Tantôt ces modifications
ne dépassent pas certaines limites et alors elles disparaissent le plus habituellement après l'accouchement.

« Tantôt elles sont portées à un plus haut degré
et donnent lieu à des accidents aigus, quelquefois
même mortels.

« Tantôt enfin, quel qu'ait été leur mode d'appa-
rition, aigu ou subaigu, elles peuvent ne pas dispa-
raître et continuer à évoluer lentement, progressive-
ment, en dehors de l'état puerpéral : il en résulte
alors des lésions chroniques diverses, reconnaissant
une origine commune. »

M. le professeur Verneuil, dans son rapport intitulé traumatisme et grossesse, expose les mêmes
conclusions : « Si la grossesse, dans la majorité des
cas, ne trouble l'économie que temporairement et
superficiellement, on ne peut lui contester le triste
privilège d'être une cause pathogénique puissante,
de créer de toutes pièces des états morbides locaux
ou généraux, en d'autres termes, de rendre malades,
au sens littéral du mot, un certain nombre de femmes préalablement bien portantes. Chez celles-ci, le
foie devient gras, chez celles-là, les reins s'altèrent;
chez d'autres, la circulation, la respiration, la diges-
tion, la nutrition se détériorent, la composition du
sang change par diminution des hématies ou par
surcharge de globules blancs. »

D'autre part, ces modifications survenues dans
tous les éléments, dans tous les tissus par le fait de
la grossesse, nous expliquent l'accroissement rapide

de tumeurs antérieurement stationnaires, et la repro-
duction d'affections qu'on croyait guéries pour toujours : Arthrites suppurées, etc.

Cette influence remarquable de la grossesse sur la
réapparition d'affections guéries est mise en évi-
dence dans trois observations citées par M. Verneuil (1). Nous exposons en détail celle qui se trouve
dans la thèse de M. le Dr Mony.

Il s'agit d'une femme de 25 ans, accouchée à la
Pitié, qui dit s'être bien portée dans sa jeunesse,
bien qu'elle ait eu des engorgements ganglionnaires
cervicaux. A 14 ans, à la suite d'une chute sur le
genou, elle est affectée d'une arthropathie à marche
lente qui la tient quatre mois au lit, après quoi elle se
lève et marche avec des béquilles. La tuméfaction
et la douleur disparaissent, la jambe reste raide
encore longtemps.

A 17 ans, première grossesse ; vers la fin gonflement du genou, inflammation de l'extrémité inférieure du fémur, accouchement naturel à terme ;
l'inflammation articulaire disparaît assez vite, la
jambe revient à son état antérieur.

A 20 ans, nouvelle grossesse, nouvelle poussée
inflammatoire dans l'articulation ; mais, à la face interne du genou, formation de deux tumeurs qui s'ouvrent en laissant écouler un liquide sanguinolent :
fémur gros et douloureux. Après l'accouchement,
tout revient à l'état normal, mais plus lentement que
la première fois.

A 23 ans 1/2, troisième grossesse ; le genou gonfle

1. Verneuil. Société de chirurgie, 1877.

encore et reste tel, à ce point, que près d'un an
après l'accouchement, la marche est impossible. Au
côté interne de la cuisse, un peu au-dessus de l'in-
terligne articulaire, existe une tuméfaction du volume du poing, très douloureuse, avec coloration li-
vide de la peau, et fluctuation profonde. M. Nicaise
applique de la pâte de Vienne, puis incise l'eschare,
l'ouverture donne issue à une assez grande quantité
de pus sanguinolent; on constate une nécrose cir-
conscrite du fémur; un trajet fistuleux s'établit;
l'hydarthrose du genou persiste.

La malade est sortie de l'hôpital quelques semai-
nes après, fort soulagée mais non guérie.

Cette influence fâcheuse de la grossesse sur la
marche des arthrites avait déjà été notée incidemment par Robert, de Coblentz, dans un mémoire sur
les résections du pied.

Cette observation, ajoute M. Verneuil, « me paraît
établir nettement le pouvoir qu'ont la grossesse et la
puerpéralité d'exciter la production du pus dans les
foyers anciennement guéris d'ostéo-arthrite. »

Eh bien, si l'on admet que le gravidisme peut créer
de toutes pièces des états morbides locaux, nous
pensons, de notre côté que, dans certains cas, des
abcès du sein peuvent relever directement de l'influence de la grossesse. Notre manière de voir nous
paraît d'autant plus logique que, pendant la grossesse,
les mamelles nous représentent un de ces lieux de
moindre résistance auxquels fait allusion M. Peter
et dont nous parle M. Verneuil. Les seins se prépa-
rent dès le début de la grossesse à la fonction qu'ils
devront remplir plus tard. Cette préparation se fait

par une circulation plus active, une nutrition plus grande, par l'hypertrophie, et l'hypergenèse des éléments de la glande. Que ces modifications s'exagèrent, et l'état pathologique est créé.

Enfin nous pourrions invoquer à l'appui de cette pathogénie la sympathie indéniable qui existe entre le sein et les organes génitaux, cette connexion se fait par l'appareil vasculaire et l'appareil nerveux. Les auteurs citent des cas d'avortements ayant été provoqués par une titillation du mamelon. Certains cas de dysménorrhée ont été combattus par l'application de vésicatoires volants sur les seins (de Sinéty) (1).

M. le professeur Depaul (2), dans son traité de clinique obstétricale, nous donne sur cette sympathie réciproque des détails très intéressants suivis d'une observation rapportée par P. Dubois. Nous le citons textuellement :

Gonflement douloureux des seins (*Depaul p.* 175). Personne n'ignore qu'à l'époque de la puberté les mamelles subissent déjà des modifications importantes. Mais à cela ne se borne pas ce qui arrivera plus tard.

Chez beaucoup de femmes, chaque mois à l'époque des règles, les seins se tendent légèrement, sont le siège d'élancements plus ou moins douloureux. La pression des vêtements, principalement du corset, devient insupportable. Ces phénomènes perdent le plus souvent leur intensité après une première grossesse. Mais, sous l'influence de la gestation, les modifications que je viens de vous signaler sont beaucoup plus ma-

1. De Sinéty. Maladies des femmes.
2. Depaul. Traité de clinique obstétricale.

nifestes ; il arrive quelquefois que non seulement les
seins se gonflent, mais encore qu'ils présentent des
bosselures et des nodosités ; les ganglions de l'ais-
se lles'engorgent et l'inflammation de la mamelle
peut même se montrer de prime abord et se terminer
par un abcès. Quoiqu'il soit rare de voir, même sous
l'influence de la grossesse, le gonflement douloureux
des seins porté à un point aussi accentué, les auteurs
ont signalé des faits semblables et d'autres se rap-
portant soit à la simple excitation utérine, conséquence des premiers mois du mariage, soit à la sup-
pression et rétention accidentelles des règles, soit à
l'époque de la ménopause, soit enfin à des maladies
de la matrice. M. P. Dubois racontait dans ses cours
l'histoire d'une dame de province qui présentait des
ulcérations granuleuses du col et qui vint à Paris le
consulter. Outre cette affection utérine, elle voyait
très fréquemment à l'époque de ses règles, survenir
un petit abcès du sein qui s'ouvrait et se guérissait
spontanément. Quand M. P. Dubois la vit, il put remarquer sur la mamelle quelques points douloureux
provenant de la cicatrisation d'abcès antérieurs.
Après quelques cautérisations du col, cette dame
quitta Paris et retourna dans son pays. A quelque
temps de là, elle écrivait que l'un de ses seins était le
siège d'un gonflement regardé par le médecin comme
pouvant devenir très grave. Sur le conseil de M. P.
Dubois elle revint à Paris — celui-ci croit reconnaître une fluctuatio n profonde — il pratique à l'aide
d'un bistouri à lame étroite une ponction par laquelle
il s'échappe une quantité de pus assez abondante,
l'ouverture est agrandie, et l'abcès ne tarde pas à

se cicatriser. A la nouvelle époque menstruelle, nouvel abcès et pendant six mois le même phénomène s'est présenté de nouveau chaque mois.

Je ne vous cite cette observation que comme un fait extrêmement rare, mais qui vous montre combien est grande la sympathie qui existe entre le sein et l'utérus. »

Cette observation nous montre péremptoirement quels sont les rapports intimes de la mamelle et de l'utérus, et amène après elle les réflexions suivantes : si un état aussi transitoire que celui de la menstruation peut déterminer à lui seul l'éclosion d'abcès du sein, et cela sans le secours d'aucune cause adjuvante extérieure, combien plus facilement pourra le faire un état qui, comme celui de la grossesse, dure neuf mois, apportant dans toute l'organisation des modifications profondes.

Enfin, nous faisons remarquer en terminant que cette influence de la grossesse, qui, heureusement, peut rester latente, a d'autant plus de chances de se produire, qu'elle aura été provoquée par une cause adjuvante extérieure, telle que le froid ou une contusion légère, etc ; cause qui dans le cas aura été un simple prétexte à la manifestation morbide.

SYMPTOMATOLOGIE ET MARCHÉ

La symptomatologie des abcès du sein survenus pendant la grossesse, ne diffère en rien de celle des abcès mammaires postpuerpéraux si bien décrits par Velpeau et M. le professeur Gosselin (1). Nous ne nous y arrêterons pas.

Incidemment nous parlerons de leur marche dans les réflexions qui feront suite à chaque observation.

Nous exposons maintenant dans tous leurs détails les deux observations dont nous avons parlé plus haut : la première nous est personnelle ; la seconde est tirée de la clinique chirurgicale de Velpeau.

OBSERVATION PERSONNELLE. — Cholet, Marie, cou-turière, rue de Lourcine, 90, entrée le 21 avril 1880, salle Notre-Dame (Pitié), accouchée d'un garçon le 23 juillet.

Sortie le 4 août.

Cette femme jouit habituellement d'une bonne santé. Cependant elle est évidemment scrofuleuse, et, d'après les renseignements qu'elle nous donne, elle aurait eu dans son enfance des bronchites répé-tées, des engorgements ganglionnaires au cou, et, à diverses reprises, des gourmes dans la tête et sur la figure.

Depuis l'âge de 16 ans, elle est habituellement bien réglée.

1. Gosselin. Clinique de la Charite, t. II.

Elle n'a eu jusqu'ici ni enfant ni fausse couche.

Il y a cinq mois environ, les règles ont cessé de paraître, et depuis, tous les signes de grossesse se sont manifestés successivement.

Les seins, déjà volumineux dans l'état habituel, se sont gonflés notablement. Les glandes de l'aréole ont pris un grand développement.

Jusqu'à ces derniers jours, 16 avril, la santé générale est restée bonne. Notre malade vaquait à ses occupations.

Il y a quatre ou cinq jours environ, elle a commencé à éprouver quelques démangeaisons, puis des douleurs passagères au niveau du sein droit. En même temps, une rougeur assez vive s'est développée autour du mamelon, et s'est étendue rapidement.

Les jours suivants, fièvre assez notable.

Les douleurs de plus en plus intenses sont devenues pongitives.

Le sein, augmentant rapidement de volume et la rougeur allant toujours croissant, la malade se décide à entrer à l'hôpital.

21 avril, *état à l'entrée.*

Le sein droit très volumineux, pyriforme, présente une rougeur diffuse qui en occupe toute la moitié antérieure et s'éteint peu à peu sans limites précises.

Cette rougeur, dont la teinte ressemble à celle de l'érysipèle, est accompagnée d'un léger empâtement de la peau.

La pression du doigt, qui est douloureuse, révèle un léger œdème.

Les parties profondes, au voisinage de l'aréole, sont également très empâtées. Nulle part on ne découvre de fluctation.

Les ganglions axillaires ne sont pas engorgés.

On observe de la fièvre le soir T = 38,8.

La langue est blanche, l'appétit perdu, pas de diarrhée.

Les autres organes ne présentent rien de particulier.

On constate tous les signes d'une grossesse de cinq à six mois, et les battements du cœur du fœtus sont nettement perceptibles.

Traitement : — Compresses d'eau de sureau sur le sein malade.

Deux verres d'eau de Sedlitz, limonade citrique. Les jours suivants, la rougeur et l'empâtement cutanés diminuent rapidement. Mais l'engorgement des parties profondes persiste.

Il y a un peu de fièvre le soir, l'appétit ne se rétablit pas.

Le 26 avril, un examen attentif fait reconnaitre une fluctuation obscure, étendue et profonde.

Il existe une collection purulente, logée dans l'épaisseur de la glande mammaire et qui paraît considérable.

Une ponction, pratiquée avec l'appareil Potain. amène la sortie de trois cents grammes, environ, d'un pus crémeux, si épais qu'il est presque impossible de le vider.

Le lendemain la fièvre a cessé et la malade se trouve mieux.

Pansement légèrement compressif; même régime.

Le 29 avril, la fièvre apparaît de nouveau. Les douleurs dans le sein droit se réveillent, l'anorexie devient plus accusée, la collection purulente s'est reproduite.

On pratique alors une deuxième ponction qui amène l'évacuation de cinq cents grammes d'un pus presque aussi épais que la première fois.

Les jours suivants, le pus se reproduit de nouveau avec rapidité ; il se fait un peu de rougeur des téguments et un amincissement marqué à la partie inférieure et interne de la mamelle près de l'aréole.

Le 2 mai, on fait deux larges incisions à l'aide du bistouri et l'on introduit un tube à drainage ; deux fois par jour, injections phéniquées et pansement ouaté légèrement compressif.

Le 5 mai, la malade éprouve un léger frisson.

Un érysipèle se développe autour de la plaie et s'étend rapidement à toute la mamelle.

Dans les jours qui suivent, la rougeur érysipélateuse envahit le cou et l'épaule droite, puis s'éteint peu à peu sans qu'on ait à noter d'autres complications.

Le 12 mai, la plaie présente un assez bon aspect, des bourgeons charnus commencent à se développer, l'écoulement du pus a notablement diminué.

Le 15 mai, la malade est prise subitement d'un nouveau frisson, suivi d'une fièvre intense. T.=40, 2.

L'empâtement du sein augmente et un nouveau point fluctuant se révèle à la partie inférieure et externe.

On pratique une contre-ouverture en ce point : il s'en écoule une notable quantité de pus.

Le 20 mai, on constate une nouvelle poussée d'érysipèle sur le sein droit, mais moins intense que la première fois et qui s'éteint également sans suites fâcheuses.

Durant le mois qui suit, l'état du sein ne s'améliore pas : de nouvelles fistules se produisent ; de nouveaux clapiers se révèlent dans la masse glandulaire et donnent naissance à du pus mal lié, séreux, renfermant des grumeaux caséiformes.

Le 25 juin, le sein est transformé en une véritable éponge purulente; il est induré, déformé et considérablement augmenté de volume. Cinq ou six fistules disséminées à sa partie inférieure et externe donnent du pus en grande quantité.

Cependant, la santé générale a peu souffert ; la malade, quoique pâle et maigre, mange d'assez bon appétit et la grossesse suit régulièrement son cours.

Du 25 juin au 23 juillet, la suppuration persiste aussi abondante que par le passé. On est obligé d'ouvrir de nouveaux abcès, et, malgré des injections phéniquées multiples et une compression légère, chaque orifice fistuleux donne passage à un pus séreux mal lié.

Pas de nouvel érysipèle.

La grossesse ne paraît nullement influencée par cet état de choses, elle suit régulièrement son cours. La santé générale est bonne. La malade est seulement un peu émaciée.

Le 23 juillet, accouchement après dix heures de travail. L'accouchement se fait régulièrement, la malade met au monde un garçon à terme et bien constitué

Les jours qui suivent l'accouchement, rien de particulier à noter.

Dès le deuxième ou troisième jour, le mamelon du sein gauche étant pressé donne issue à un peu de lait.

Le 26, l'enfant est envoyé en nourrice.

Du côté du sein malade, pas de nouveaux abcès, le pansement est moins taché. La suppuration semble moins abondante. Quelques orifices fistuleux tendent à se combler, la rougeur et le gonflement du voisinage sont moins marqués.

Le mieux s'accentue de jour en jour.

Les fistules se ferment une à une sans qu'aucune modification soit faite dans le traitement.

Le 1ᵉʳ août, l'état général est excellent; la malade demande à aller au Vésinet.

Le 4, elle sort complètement guérie, le sein est entièrement cicatrisé.

15 septembre. La guérison ne s'est pas démentie; la malade est revenue plusieurs fois à la consultation, comme on l'en avait priée, et nous avons pu constater qu'aucun nouvel abcès ne s'était formé.

Cette observation vient justifier, suivant nous, la valeur de la pathogénie que nous avons admise. Qu'on veuille bien remarquer, en effet, avec quelle lenteur l'abcès ou plutôt les abcès ont évolué; leur marche, comme l'a dit si justement M. Desprès, *semble y être chronique d'emblée*. Faut-il simplement admettre là une conséquence de la disposition anatomique de la mamelle ? nous pensons que les deux causes que nous avons admises plus haut nous expliquent très bien cette chronicité : d'une part, la leuco-

cytose comme cause générale ; d'autre part, l'hyper-
rhémie physiologique de la mamelle, hyperhémie
qui s'accentue d'autant plus que l'époque de l'accouchement est plus proche. — Velpeau semble bien
admettre l'influence de cette dernière cause pour expliquer la marche lente des abcès puerpéraux : « En
dehors de la puerpéralité, dit-il, l'adénite mammaire
peut se terminer par résolution ; même si elle sup-
pure, elle conserve encore l'avantage de ne pas se
multiplier autant, de guérir en réalité dans un espace
de temps beaucoup moindre que chez les nourrices. »

De plus, cette chronicité nous semble expliquée
par les modifications survenues dans tout l'organisme de la femme enceinte, laquelle rentre, ainsi
que le dit M. Verneuil « dans la catégorie des sujets
chez lesquels l'organisme languissant se restaure
mal. »

Les traumas, nous dit le même auteur, « portant
sur des tissus altérés ou simplement *en état de surac-
tivité physiologique*, subissent dans leur marche des
anomalies généralement peu favorables à la guérison. Or, dans plusieurs régions du corps, *à la mamelle*, à la partie antérieure du cou, dans la sphère
génitale, les tissus et organes sont mis, par la grossesse, dans un état anatomique particulier, qui s'é-
loigne très notablement de la normale, quand même
il n'est pas franchement pathologique, comme c'est
le cas pour le système veineux de la vulve, du vagin,
des mamelles, etc. Comment, dans ces divers points,
les blessures et *autres lésions* se comporteraient-el-
les aussi simplement, aussi naturellement que sur
des parties saines ? »

La quantité énorme de pus que nous avons signalée reçoit la même explication. Plusieurs auteurs, entre autres M. Verneuil, ont noté cette disposition à la suppuration profuse et prolongée, cette tendance pyogénique de la grossesse. Qu'on considère enfin avec quelle rapidité le mal a disparu une fois l'accouchement effectué : *sublata causa tollitur effectus*. Ainsi trois jours après, la suppuration se tarit, les fistules jusque-là d'un mauvais aspect, bourgeonnent rapidement. Huit jours plus tard, elles sont presque comblées. Enfin le 4 août, c'est-à-dire onze jours après la délivrance, la malade sort complètement guérie, son sein est cicatrisé.

M. Després cite cette terminaison rapide dans la phrase suivante : « l'accouchement modifie toujours les adénites mammaires, » et il explique ainsi cette guérison : « au moment de l'accouchement et de la perte de sang qui en est la conséquence, il y a une détente dans l'inflammation. On voit l'abcès se tarir et quelquefois se fermer. La perte de sang joue ici le rôle d'une révulsion. »

M. Verneuil note aussi cette regression : « certains néoplasmes, dit-il, doublés ou triplés de volume pendant la gestation, reprennent après l'accouchement leurs dimensions premières ; diverses affections, se prolongeant outre mesure ou résistant à la thérapeutique la plus rationnelle pendant la grossesse, guérissent spontanément aussitôt après l'évacuation de l'utérus. »

Signalons encore dans notre observation ce fait intéressant, que la grossesse a suivi normalement son cours malgré la suppuration profuse qu'a présentée notre malade.

Faisons remarquer, enfin, avec quelle circonspec-
tion on doit traiter les abcès du sein. Ainsi nous
voyons que, deux fois, un érysipèle est survenu à la
suite d'incisions, malgré qu'on ait employé le pansement phéniqué et qu'on ait fait des injections an-
tiseptiques répétées.

Obs. II. (Obs. xix. De la clinique chirurgicale de
Velpeau.) Abcès multiples du sein droit *pendant la
grossesse chez une primipare*, mort, autopsie.

Le 22 août 1837, est entrée à l'hôpital de la Charité
(salle Ste-Catherine n° 5) la nommée Caterne (Atha-
lie) âgée de 19 ans. Cette jeune femme, d'une constitution un peu lymphatique, a toujours joui jusqn'à
ces derniers temps d'une santé parfaite. Réglée à
l'âge de 15 ans, elle n'a cessé de l'être que depuis
environ huit mois, époque où elle est devenue enceinte. Les six premiers mois de sa grossesse n'ont
exercé aucune influence sur sa santé. Au dire même
de la malade, son embonpoint aurait augmenté pendant ce temps malgré les soucis que lui causait son
état. Il ne devait plus en être ainsi. A cette époque,
elle aperçut sur son sein droit une tumeur un peu
douloureuse. Ne pouvant en reconnaître la cause,
elle l'attribua d'abord à sa grossesse; mais, voyant
ensuite que le sein du côté opposé avait un volume
moins considérable et que les douleurs augmentaient
chaque jour, elle entra à l'hôpital vers la fin du mois
d'août 1837. L'état de la malade était alors très satisfaisant. Ses chairs étaient fermes et colorées.
Elle se disait enceinte de six mois, le sein gauche
était à l'état normal; mais à la partie inférieure et exter-

ne du sein droit on observait une tumeur du volume d'un œuf de poule avec rougeur et amincissement de la peau et douleurs assez vives à la pression. La fluctuation était évidente. A ces signes, à la situation et à la forme bosselée que présentait cette tumeur, M. Velpeau reconnut un abcès de la glande mammaire. Une incision est immédiatement pratiquée; elle donne issue à une assez grande quantité de pus.

En pressant le sein en divers sens, on voit que plusieurs foyers communiquant entre eux, existent dans la glande; il est dès lors prévu que la maladie sera longue, *et que peut-être entretenue par l'état de grossesse*, elle se prolongera jusqu'à l'accouchement. Une mèche de charpie est introduite entre les lèvres de la plaie et le sein est couvert d'un cataplasme de farine de lin.

Les jours suivants, deux autres petits abcès se développent autour du foyer principal, ils sont ouverts aussitôt et on les panse de la même manière.

Après vingt jours de traitement, la maladie semblait marcher vers la guérison, lorsque Catherine fut obligée de sortir de l'hôpital pour quelques jours.

Elle ne rentra que le 10 octobre. La maladie était devenue sérieuse. Le foyer s'était enflammé; de nouveaux abcès s'étaient formés sur d'autres régions du sein; la mamelle, en un mot, avait été envahie presque en totalité par la maladie. Trente sangsues, cataplasmes émollients. Le 17, l'inflammation a diminué considérablement; la suppuration est moins abondante. M. Velpeau fait appliquer une compression modérée que l'on continue jusqu'au 4 novembre. La malade était alors dans un état assez satisfaisant ; le volume du sein avait considérablement diminué. La suppuration s'affaiblissait de jour en en jour et tout portait à penser que Catherine était à l'abri de tout accident sérieux à ce sujet, lorsqu'elle voulut sortir de nouveau de l'hôpital, promettant d'ailleurs de rentrer s'il survenait de nouveaux accidents et se proposant du reste de suivre un régime chez elle.

Le 22 novembre elle rentra ; mais alors la scène avait changé ; la maladie avait revêtu un caractère de gravité. L'inflammation était à son summum d'intensité. La suppuration était très abondante ; la malade était faible et en proie à une toux fréquente. Trente sangsues sur la partie enflammée ; cataplasmes de farine de lin.

Les jours suivants, ces symptômes augmentent et inspirent des craintes, le ventre est libre.

Le 27, la malade se sent plus faible, elle est pâle, comme bouffie. Le pouls devient petit, mais sans fréquence, les extrémités supérieures et inférieures s'infiltrent. Les jours suivants, l'infiltration devient générale ; les membres ont presque doublé de volume.

A la visite du 8 décembre, la malade se plaint de violentes coliques, qu'elle éprouve de temps à autre depuis 5 heures du matin ; elle prétend même avoir eu une perte par le vagin. M. Velpeau pratique le toucher, constate que le col est complètement effacé et annonce que l'accouchement se terminera bientôt. A trois heures de l'après-midi, la malade fut délivrée avec un peu de difficulté, sans accidents néanmoins pour elle et pour l'enfant.

Le 9, l'état général offre de vives inquiétudes ; la nuit s'est passée sans sommeil : peau chaude, pouls petit et fréquent, langue limoneuse ; l'infiltration a persisté au même degré, il y a un peu de désordre dans les idées.

Le 10, les accidents généraux ont redoublé d'intensité. La malade est immédiatement transportée dans le service de M. Rayer, et succombe le 11 à 5 heures du soir.

Autopsie 40 heures après la mort.

La matrice ne présente aucune trace d'inflammation ; elle est revenue sur elle-même et est logée presque en entier dans le petit bassin. Les reins ne présentent aucune altération. Un peu de sérosité blanchâtre est contenue dans le péritoine, mais cette membrane n'offre aucune trace d'inflammation, tous les autres organes sont à l'état normal.

A la partie inférieure des parois abdominales, on constate un phlegmon très étendu qui n'était point arrivé à la période de suppuration.

Le sein malade examiné avec soin a confirmé, de tous points, l'opinion que M. Velpeau avait émise sur le siège précis de l'abcès ; toute l'épaisseur de la glande est parcourue par des trajets plus ou moins étendus qui font communiquer douze ou quinze petits foyers dont les deux principaux s'ouvrent à l'extérieur par une ouverture peu considérable.

Velpeau, clinique chirurgicale. Maladies du sein chez la femme (Page 152, T. II. Observat. XIX).

La pathogénie des abcès du sein que nous avons admise, nous parait nettement établie dans cette observation.

Ici, en effet, l'idée d'une lymphangite primitive qui, jusqu'à un certain point, pouvait s'imposer dans l'observation n° 1, n'a pas sa raison d'être : la malade ne sait à quoi attribuer son mal, elle souffre du sein droit et s'aperçoit, par comparaison, qu'il est augmenté de volume. *La peau offre sa coloration normale.*

La malade entre à l'Hopital de la Charité.

Velpeau diagnostique un abcès parenchymateux du sein et reconnaît, après l'avoir incisé, que cet abcès, entretenu peut-être par l'état de grossesse, ne se terminera qu'après l'accouchement.

Cette prédiction devait se réaliser, du moins en ce qui concerne la chronicité.

En effet, après des alternatives de mieux et de pis, nous voyons la malade arriver au terme de sa grossesse. Mais, à cette époque, l'état général est des plus graves. Les membres supérieurs s'infiltrent, et cette infiltration gagne bientôt la totalité du corps.

Quoi qu'il en soit, l'accouchement se fait naturellement et la malade met au monde un enfant vivant et bien constitué.

Deux jours plus tard, elle meurt succombant à la cachexie produite sans doute par l'état de grossesse.

Faisons remarquer, en terminant, que, malgré cet état général grave, la grossesse a suivi normalement son cours.

TRAITEMENT

Notre intention n'est pas de faire ici un chapitre de traitement. Nous voulons simplement exposer quelques indications rendues nécessaires par l'état de grossesse.

Ainsi, étant donné un abcès du sein en voie de formation, l'indication précise est de prévenir la collection du pus.

Deux moyens sont à notre disposition : les antiphlogistiques généraux et les antiphlogistiques locaux.

Nous pensons qu'on doit proscrire absolument les premiers (purgatifs, tartre stibié, etc.) qui, à eux seuls, pourraient déterminer l'avortement.

Nous nous adresserons aux seconds (sangsues, saignée locale) qui remplissent le même but sans présenter les mêmes inconvénients.

Si, malgré tout, la suppuration s'établit, nous laisserons l'abcès s'ouvrir spontanément. Cette méthode de l'expectation érigée en principe par M. le professeur Gosselin à propos des abcès postpuerpéraux et rigoureusement observée par M. Verneuil, est basée sur l'observation. — En effet, M. Gosselin a démontré qu'à la suite de l'intervention chirurgicale des incîsions, l'érysipèle se développe avec beaucoup plus de facilité sur la glande mammaire que partout ailleurs. C'est pour lui un fait d'expérience; d'autre part, et sa statistique en fait foi, l'érysipèle est plus dangereux dans cette région que partout ailleurs.

Cependant, si la malade était en proie à de violentes douleurs, si ces douleurs entretenaient un mauvais état général, il y aurait peut-être urgence à intervenir. Dans ce cas, nous emploierions la ponction aspiratrice de préférence au bistouri ; non que la ponction soit absolument exempte d'accidents, mais parce que ceux-ci, s'ils surviennent, sont généralement plus bénins.

Après la ponction, nous ne négligerons aucune précaution antiseptique et nous appliquerons sur le sein un pansement ouaté légèrement compressif.

Enfin, puisque nous avons admis la chronicité des abcès du sein pendant la grossesse et la tendance pyogénique de cet état, on ne s'étonnera pas de nous voir instituer comme traitement général la médication tonique.

CONCLUSIONS

I. — La grossesse a le pouvoir de faire naitre des abcès parenchymateux de la mamelle en dehors de toute influence extérieure.

II. — Ces abcès reconnaissent deux causes :

1° *Une cause locale* : L'hyperhémie physiologique de la mamelle prédispose cet organe aux inflammations ;

2° *Une cause générale* : La leucocytose physiologique qui favorise la suppuration.

III. — La persistance de ces deux causes explique la chronicité de ces abcès qui ne se terminent guère qu'avec la grossesse elle-même.

IV. — La délivrance peut hâter la guérison. Celle-ci est en général facile et rapide, pourvu que les suites de l'accouchement soient normales.

V. — Les indications thérapeutiques présentent les particularités suivantes :

1° Au début de l'inflammation, s'abstenir de purgatifs qui pourraient provoquer l'avortement ;

2° Avoir recours, de préférence, aux émissions sanguines locales pour décongestionner la mamelle ;

3° L'abcès formé, en attendre l'ouverture spontanée ;

4° Avant toute intervention chirurgicale trop active, attendre l'accouchement qui pourra amener la guérison spontanée des cas les plus graves en apparence ;

5° Ne pas négliger le traitement général par la médication tonique.

PARIS. — IMP. V. GOUPY ET JOURDAN, RUE DE RENNES, 71.

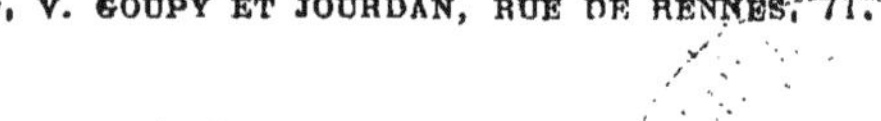

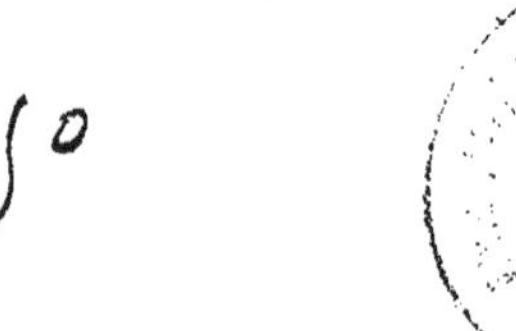